LES

INJECTIONS HYPODERMIQUES

DE MERCURE DANS

LA SYPHILIS

PAR

Le Dr Lucien ARNAUD (DE CASTRES)

Ancien Externe de l'hôpital du Midi,
Ancien Interne Lauréat de Saint-Lazare,
Lauréat des Hôpitaux de Paris,
Médecin de la Société de la Préfecture de Police,
Médecin du Bureau de Bienfaisance Italien.

— ⁘ —

CLERMONT (OISE)

IMPRIMERIE DAIX FRÈRES

3, PLACE SAINT-ANDRÉ, 3

—

1897

DU MÊME AUTEUR :

Contribution à l'étude du Traitement de l'endométrite par le crayon de sulfate de cuivre

Bulletin général de Thérapeutique, 15 Mai 1892.
— — 30 Mai 1892.

Du traitement du rhumatisme blennorrhagique par les injections hypodermiques de sublimé

Bulletin général de Thérapeutique, 15 Mars 1892.
Union médicale, 5 Mars 1892.

Traitement de la syphilis par les injections de succinimide mercurique. (Steinheil, 1892.)

Les grands lavages de l'urèthre

Revue Illustrée de Polytechnique médic. et chirurgic., 30 Mai 1896.
Journal des Maladies cutanées et syphilitiques, Juin 1896.

Les injections hypodermiques de mercure dans la syphilis

Revue Illustrée de Polytechnique médic. et chirurg., 30 Avril 1897.
— — — — 30 Mai 1897.
Journal de Médecine de Paris, 23 Mai 1897.
— 27 Juin 1897.

———

Au clair de la Lune, un acte en vers. Tresse et Stock, 1889.
Poèmes en prose. *Revue d'Aujourd'hui,* 1890.
Echo de la Semaine, 1891.

EN COLLABORATION :

Un impair, comédie en un acte en prose (épuisé).
Sophie, — — — (épuisé).
Au Rideau, Revue en 3 actes (épuisé).

POUR PARAITRE :

Foscola, un acte en vers.

LES
INJECTIONS HYPODERMIQUES
DE MERCURE DANS
LA SYPHILIS

PAR

Le Dr Lucien ARNAUD (DE CASTRES)

Ancien Externe de l'hôpital du Midi,
Ancien Interne Lauréat de Saint-Lazare,
Lauréat des Hôpitaux de Paris,
Médecin de la Société de la Préfecture de Police,
Médecin du Bureau de Bienfaisance Italien.

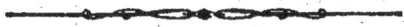

CLERMONT (OISE)
IMPRIMERIE DAIX FRÈRES
3, PLACE SAINT-ANDRÉ, 3
—
1897

LES
INJECTIONS HYPODERMIQUES DE MERCURE
DANS LA SYPHILIS

PAR

Le D' Lucien ARNAUD (DE CASTRES)

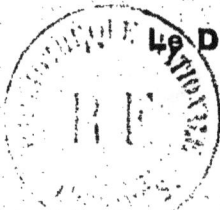

La question des injections mercurielles hypodermiques est de plus en plus à l'ordre du jour; les discussions dont elle fut récemment l'objet à la Société de Dermatologie lui ont donné un regain d'actualité, l'ont — si je puis m'exprimer ainsi — mise à la mode.

D'ailleurs son champ thérapeutique va peut-être s'agrandir encore : puisque ces jours derniers, un de nos confrères communiquait les résultats encourageants que lui avait donnés le bichlorure d'hydrargyre injecté sous la peau dans le traitement de la tuberculose.

Beaucoup de praticiens ne sont pas encore complètement au courant de la question qui est disséminée un peu partout. C'est dans le but de leur être utile que j'en ai, en cet article, rassemblé les données éparses, en tâchant de la mettre au point le mieux possible, car, ainsi que l'a dit le Président de la Société de Dermatologie, « la question n'est pas mûre, et nous ne pouvons pas encore donner un code des injections ».

J'ajouterai que je suis depuis longtemps et de plus en plus un partisan absolu de ce mode thérapeutique.

I. — LES INJECTIONS DE SELS SOLUBLES. — Nous prendrons pour type de notre description les injections de succinimide d'hydrargyre.

La solution à employer doit contenir vingt centigrammes de sel pour 100 grammes d'eau distillée bouillie, chaque seringue contenant ainsi deux milligrammes.

Elle doit être incolore et limpide : si elle se trouble, c'est que le sel employé est mauvais et son usage déterminerait des phénomènes d'irritation locale. Une solution préparée avec un bon produit peut se conserver pendant 3 mois et plus : si elle venait à se troubler à la longue, on n'aurait qu'à la filtrer, et elle pourrait encore servir sans produire aucun accident.

La peau doit être soigneusement désinfectée avant l'opération : il est bon de la savonner et de la frotter un peu rudement avec une brosse à ongles, puis de la laver avec de la liqueur de Van Swieten et de l'alcool.

La seringue dont on doit se servir est une seringue stérilisable : le meilleur moyen de se mettre absolument à l'abri des accidents, c'est de la faire bouillir, ainsi que l'aiguille, immédiatement avant de s'en servir.

A Saint-Lazare, où nous avions un grand nombre d'injections à faire tous les matins, nous nous contentions de maintenir seringues et aiguilles (ces dernières ayant été passées à la flamme) dans une solution concentrée d'acide borique.

En ville, nous soumettons toujours notre seringue à l'ébullition.

La meilleure région pour faire la piqûre est la région fessière où on peut enfoncer l'aiguille d'un coup en plein muscle sans risquer de blesser aucun organe.

Le choix de la région pour faire la piqûre n'est pas indifférent : on a recommandé de faire les piqûres dans le dos, au niveau des gouttières rachidiennes, de la région dorso-lombaire (Martineau), à la fesse (Gubler), on a recommandé dans le principe le côté externe du bras (Liégeois), les parties latérales (Lewin), c'est en cette région qu'ont été faites la plupart des injections ; le point de Smirnoff.

La meilleure région de beaucoup est la région fessière.

A quelle profondeur doit-on enfoncer l'aiguille ? Tout le monde est d'accord pour dire qu'il faut absolument dépasser la peau dont le tissu serré ne se prêterait nullement à l'absorption de la quantité assez notable du liquide injecté.

Wolff conseille d'opérer de la manière suivante : il ne faut pas enfoncer l'aiguille verticalement, mais il faut prendre un fort pli de la couche graisseuse. Puis on pousse l'aiguille parallèlement à la peau jusqu'au milieu du tissu cellulaire, de façon que la pointe ne soit pas trop près de la peau et qu'elle n'arrive pas jusque sur les muscles sous-jacents. Le liquide est alors lentement injecté pendant que l'on masse doucement la bosse que l'on étale en continuant le massage une fois l'injection terminée.

Quant à nous, nous avons toujours fait la piqûre dans la région fessière à cause de l'abondance des tissus et de l'absence d'organes vulnérables : nous enfonçons l'aiguille verticalement d'un coup en plein muscle ; car l'injection dans le tissu cellulaire sous-cutané en faisant un pli à la peau est bien plus douloureuse et donne de moins bons résultats.

Nous faisons suivre l'injection d'une friction énergique pour bien diffuser le liquide au sein des tissus.

L'injection doit être faite *quotidiennement*, et on la répète en changeant chaque jour de côté, aujourd'hui la fesse droite, demain la gauche : les piqûres sont ainsi très bien supportées et ce répit d'un jour est très avantageux au point de vue de la douleur occasionnée par la piqûre.

Cette piqûre est bien peu de chose ; d'ailleurs, chez les femmes pusillanimes et les enfants, on peut la faire sans qu'ils s'en aperçoivent en insensibilisant la peau au moyen du chloréthyle.

Il faut en moyenne de 20 à 40 injections.

On a préconisé un grand nombre de sels solubles pour les injections hypodermiques.

Nous allons successivement parler de chacun d'eux.

Nous nous contenterons de signaler :

L'*Urée mercurique* (Vollert) : elle occasionne de vives douleurs.

Le *Glycocole de mercure* (Wolf, de Strasbourg).

L'*Iodo-tannate de mercure* qui, d'après Pouchet, est un « sel non défini ».

L'*Asparagine de mercure* (Wiener Medic. Blaetter).

Le *Sozo-iodol mercurique ioduré* (Schwimmer, 1892).

Le *Cyanure de mercure*, employé pour la première fois par Cullingworth (1874), puis ensuite par M. Galezowski, par Sigmund, Boïv, Güntz, etc.

Le *Biiodure solubilisé par l'iodure de potassium* (A. Martin).

L'*Iodure double de mercure et de sodium* (Bricheteau).

L'*Alaninate de mercure* (de Luca, 1888). Il est d'une action spécifique peu intense. Il est, par contre, extrêmement irritant: le Dr Jullien renonça à l'employer dans son service à cause des douleurs intolérables qu'il donnait.

Le *Formamide de mercure*.

Essayé d'abord par Liebreich en 1883, puis par Zeissl, Wysnograd, Gay, Taylor et surtout par Kopp. C'est, d'après le professeur Pouchet, un composé instable et mal défini. Son emploi, déterminant d'ailleurs divers accidents, est à peu près abandonné aujourd'hui.

Le *Peptonate de mercure*. Ce sel a été fort à la mode en France pendant ces dernières années — un peu à cause de la réclame que firent à son sujet quelques fabricants de spécialités pharmaceutiques. — Ses effets sont très variables et cela s'explique aisément, car les chloro-albuminates ou peptonates de mercure ne sont pas des composés définis.

Le *Benzoate de mercure* solubilisé par le chlorure de sodium. Stukowenkoff (de Kiew) l'a introduit en 1888 dans la thérapeutique.

La solution à employer est celle-ci :

Benzoate de mercure............	30 centigrammes.
Chlorure de sodium.............	10 —
Chlorhydrate de cocaïne........	15 —
Eau distillée..................	40 grammes.

Balzer et Thiroloix l'ont essayé à l'hôpital Lourcine. L'action thérapeutique est peu prononcée. La réaction locale est faible. On fait chaque jour une injection de 1 centigramme. Suivant la gravité des cas, il faut de 15 à 50 injections. La préparation doit être récente, car la solution se dépouille peu à peu de son mercure (Cochery, 1890).

Le *Sublimé.*

Lewin a donné la formule suivante :

Sublimé........................... 30 centigrammes.
Sel marin......................... 1 gramme.
Eau distillée...................... 100 —

Par conséquent, 5 milligrammes de sublimé par seringue de 1 gramme. Une à deux injections par jour. Ces injections sont peu douloureuses, si elles sont faites en plein muscle, mais elles laissent pendant longtemps des nodosités.

Burlureaux a proposé un nouveau procédé sous forme d'injection huileuse.

Le sublimé doit d'abord être dissous dans l'éther.

Voici la formule:

Huile stérilisée..................... 100 gr.
Sublimé........................... 1 —

Lukasiewickz préconise la formule suivante:

Sublimé........................} àà 50 centigr.
Chlorure de sodium............}
Eau distillée....................... 10 gram.

Au lieu d'injecter quotidiennement un centigramme de sublimé, il injecte avec cette préparation cinq centigrammes de sublimé, tous les 8 jours.

Le *Biiodure de Mercure* en solution huileuse stérilisée.

Le professeur Panas emploie déjà depuis plusieurs années les injections d'huile biiodurée dans le traitement de la syphilis oculaire, et par conséquent dans la syphilis grave. Vibert, dans sa thèse, donne la formule suivante :

Biiodure de mercure................. 40 centigr.
Huile stérilisée..................... 100 gr.

Une seringue de Pravaz contient 4 milligrammes de biiodure. On fait une injection tous les deux jours.

Cette huile biiodurée est de fabrication délicate ; il est nécessaire qu'elle puisse se conserver, un certain temps du moins, en gardant le biiodure en solution parfaite. Voici le mode de préparation que préconise le Dr de Lavarenne. (*Bulletin de la Soc. de Dermat.*, 1896.)

On prend de l'huile d'olive fine qu'on laisse au contact d'alcool à 90 degrés pendant 4 jours en agitant plusieurs fois par jour pour la débarrasser de l'acide oléique libre qu'elle peut contenir: on décante avec soin, à l'aide d'un robinet de verre placé à la partie inférieure du flacon dans lequel l'épuration a été faite. L'huile ainsi recueillie est chauffée à 110 degrés ; lorsqu'elle atteint cette température, on laisse refroidir à 70 degrés : à ce moment on ajoute du biiodure de mercure en quantité suffisante pour que chaque centimètre cube d'huile contienne 4 milligrammes de biiodure. La dissolution demande, pour être complète, environ une demi-heure pendant laquelle la température doit être scrupuleusement maintenue à 70 degrés ; une température inférieure ne permet-trait pas la dissolution, une température supérieure amènerait un changement moléculaire dans la composition du biiodure qui se précipiterait.

L'opération terminée, on filtre et l'on met en flacon de verre teinté, soigneusement aseptisé et bouché à l'émeri.

De Lavarenne a obtenu d'excellents résultats avec ce sel, mais les injections ont été faites par lui concurremment avec une cure d'eaux sulfureuses.

L'action de ce sel dans la syphilis oculaire reste absolument nette et convaincante.

La Succinimide d'hydrargyre. — Découverte par Dessaignes, em-ployée d'abord par Von Mering, étudiée cliniquement par Karl Lévy, Wolff, Seléniew, Stukovenkoff, de Kiev, et Vollert. C'est mon maître le Dr Jullien qui l'a le premier introduite en France dans la thérapeutique, et c'est sous ses auspices que je fis sur cette préparation une thèse (1) que mon maître et ami le Dr Mau-riac a bien voulu résumer dans son remarquable livre « Le Traite-ment de la syphilis ». Depuis j'ai pratiqué dans ma clientèle plus de 8.000 injections de succinimide sans jamais avoir d'accidents d'aucune sorte.

Il faut employer exclusivement la succinimide obtenue en fai-sant réagir le gaz ammoniac pur et sec sur l'anhydride succini-que : la succinimide préparée par la distillation seule du succi-nate d'ammoniaque est mal supportée.

La succinimide ne donne ni inflammation, ni abcès, ni douleurs.

Elle est remarquable en ce qu'elle ne détermine pas de stoma-tite.

Elle surpasse les sels solubles par la fixité de sa solution.

Quelle conclusion tirer après ce rapide coup d'œil jeté sur les sels solubles ?

Lorsque l'on aura adopté, en principe, l'injection d'un sel solu-ble, auquel donner la préférence ?

Eliminons d'abord les premiers dont nous avons parlé :

le glycocole, l'urée, l'asparagine, le sozo-iodol, l'alaninate, à cause des douleurs qu'ils déterminent ; le formamide, l'iodo-tannate, le peptonate, tous sels « mal définis » ;

le Benzoate de mercure peu actif, le Cyanure de mercure à cause de sa faible action curative et des réactions pénibles qu'il provoque sur l'intestin :

(1) Traitement de la Syphilis par les injections hypodermiques de succinimide d'hydrargyre. (Steinheil, 1892.)

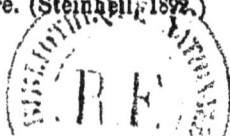

le Sublimé, moins mauvais que ces derniers, mais qui laisse des nodosités persistantes et est souvent fort douloureux.

Nous réserverons le biiodure en solution huileuse pour les accidents oculaires.

Et nous donnerons la préférence sans hésitation à la succinimide en rappelant aux praticiens qu'ils n'auront jamais d'accidents en employant celle qui s'obtient en faisant réagir le gaz ammoniac pur et sec sur l'anhydride succinique.

C'est le sel le plus actif et le moins douloureux à notre avis.

II. — LES INJECTIONS DE SELS INSOLUBLES. — S'il est une idée originale, c'est bien à coup sûr celle d'injecter sous la peau à la fois une grande quantité de mercure ou de préparations hydrargyriques insolubles et de compter sur l'organisme pour solubiliser ces produits lentement au mieux de ses intérêts. Cette conception hardie et dont les résultats expérimentaux ont démontré l'exactitude, — nous en devons rapporter tout l'honneur à l'éminent professeur Scarenzio, de Pavie. C'est ce syphiligraphe remarquable qui créa en 1884 la méthode des injections mercurielles insolubles, des injections massives, des injections d'approvisionnement, en employant le calomel. Très discuté au début, il ne tarda pas à faire de nombreux prosélytes, et actuellement il est bien peu de thérapeutes qui ne se soient ralliés à son opinion.

Divers produits ont été essayés dans ce but. Nous les passerons rapidement en revue pour nous arrêter aux deux préparations qui sont aujourd'hui usuelles — l'huile grise et le calomel.

Ceux de nos lecteurs que la question intéresserait, consulteraient avec avantage la Revue du Dr A. Doyen, dans les *Annales de Dermatologie* de 1887, ainsi que le remarquable livre de mon maître le Dr Mauriac sur le Traitement de la Syphilis — auxquels j'ai largement emprunté.

Le *Mercure métallique* a été essayé par Furbringer, Lutton, Prokhoroff, Jakovleff, von During, etc. D'après le professeur Fournier, il est très lentement actif à petites doses, et dangereux à doses élevées.

L'*Oxyde noir de mercure* (Abend, Hartmann, Watraszewski).

Le *Cinabre* (Sükhoff).

Citons encore:

L'*Oxyde rouge*.

Le *Turbith*.

Le *Protoiodure*.

Le *Sulfate*.

Le *Tannate* — le *Phosphate*.

Le *Thymolate ou Thymoloacétate de mercure*.

Thymolate de mercure...................... 1 gr.

Vaseline liquide..... .... 10 gr.

On injecte une demi-seringue tous les 8 ou 10 jours. Ce produit a été essayé par Jadassohn et Zeissig à la clinique de M. Neisser,

Wellander, Szadek, Loewenthal, Cehak, Balzer. M. Barthélemy
emploie à Saint-Lazare la préparation suivante : un gramme de ce
sel trituré à sec et incorporé à 10 grammes d'huile d'olive stérilisée
pure à 120°. Une seringue de Pravaz contient donc 10 centigrammes de ce sel. On n'en injecte qu'une demi-seringue, soit 5 centigrammes tous les huit jours. L'effet thérapeutique est satisfaisant,
mais cette préparation, plus encore que le calomel à qui on l'a tant
reproché, laisse de grosses indurations dans le muscle fessier.

L'oxyde jaune de mercure. — En 1896, le docteur Watraszewski,
après avoir essayé l'oxyde noir et l'oxyde rouge sous ces formes :

Oxyde noir ou rouge de mercure... 1 gr.
Gomme arabique.................. 50 centigr.
Eau distillée.................... 10 gr.

recourut à l'oxyde jaune et employa la formule suivante :

Oxyde jaune de mercure........... 1 gr.
Gomme arabique.................. 25 centigr.
Eau distillée.................... 30 gr.

Il fait de 3 à 5 injections d'un gramme.

M. Schadek a expérimenté ce produit à la clinique de Stukowen-
kov (de Kiew) et s'en déclare très satisfait.

En tous cas, il ne présente aucun avantage sur l'huile grise ; il
n'est que peu employé actuellement.

Le *phénate de mercure*, essayé par Gamberini, Happel, Szadek,
Lexer, De Luca. — D'après M. Pouchet, ce n'est pas un sel à composition définie.

Le *salicylate de mercure* a été introduit dans la thérapeutique en
1887 par Silvade Araujo et Bruno Chaves. — Depuis, de nombreux
praticiens l'ont expérimenté. Ce sont : MM. Elchev, Linden, Jadassohn, Blaschko, Petersen, Neumann, Tarnowski l'a employé plus
de 176.000 fois. Notre maître M. Balzer s'en est servi couramment
dans son service.

Voici la formule que M. Hallopeau emploie :

Salicylate de mercure................. 4 gr.
Huile de vaseline..................... 30 gr.

Il injecte un demi-centimètre cube de cette préparation, repré-
sentant 6 centigrammes et demi du médicament, et il renouvelle
régulièrement cette dose deux fois par semaine. Le nombre d'injections est de 15 à 20.

Tarnowski, pendant les deux premières années de la maladie,
répète en moyenne ce traitement de 5 à 6 fois avant de donner
l'iodure.

Les douleurs causées par ces injections sont très tolérables.
Elles ne donnent presque jamais de salivation.

Il y eut 12 abcès seulement sur 176.000 injections pratiquées par
Tarnowski.

M. Barthélemy, qui a expérimenté le salicylate, est arrivé aux conclusions suivantes :

« Il n'y a pas d'avantage à abandonner le calomel et l'huile grise pour le salicylate de mercure, car les injections, de dose égale ou correspondante ne sont pas aussi actives que le calomel, et elles sont plus douloureuses que l'huile grise. »

Nous voici arrivés aux deux méthodes de choix :

L'*Injection d'huile grise.*

L'*Injection de calomel.*

Avant de les étudier, nous décrirons d'abord la Technique d'une injection insoluble, d'une injection huileuse ; nous verrons ensuite, à propos de chacune d'elles, quelques petits détails qui diffèrent.

Technique des injections insolubles. — Les premières injections de sels insolubles furent faites à base de glycérine, d'eau gommée. Puis on recourut à la vaseline liquide. Un de nos distingués pharmaciens, M. Vicario, s'est adonné spécialement à l'étude, et à la préparation des injections sous-cutanées par les huiles végétales d'après les essais de Gimbert (de Cannes), Burlureaux, Morel-Lavallée. L'huile végétale est admirablement tolérée, et, actuellement, on n'emploie plus, comme véhicule, des sels mercuriels insolubles, que l'huile de vaseline et l'huile végétale. Voici comment M. Vicario stérilise l'huile.

Après avoir préparé sa solution huileuse médicamenteuse, il la place dans le matras Pasteur, dans le ballon pipette de Chamberlan ou simplement dans un ballon à col étiré. L'appareil de Chamberlan est d'un emploi extrêmement commode. Il est composé d'un ballon muni d'un col courbé et d'un tube effilé. On verse l'huile préparée dans le ballon, dont on bouche le col avec un tampon d'ouate, et on stérilise à l'autoclave à 120°. La stérilisation achevée, la pointe effilée est cassée et il est facile de remplir les flacons préalablement stérilisés, en faisant pénétrer la pointe à travers le coton qui bouche leur ouverture.

Une bonne mesure à prendre, c'est de diviser le mélange stérilisé en tubes également stérilisés qui ne serviront qu'à une seule injection.

On doit, si c'est possible, être encore plus minutieux pour faire une injection de sel insoluble, une injection huileuse, que pour injecter un sel soluble.

La seringue que l'on emploiera doit avoir un piston d'amiante : en effet, les nouvelles seringues à piston de caoutchouc ne peuvent servir, car l'huile attaque le caoutchouc. Quant au piston de cuir, je le rejette, à cause de sa stérilisation presque impossible. La seringue que je préfère à toutes les autres, c'est la seringue de Strauss-Collin à piston d'amiante. Comme aiguilles, les meilleures sont les aiguilles d'acier, car elles piquent bien mieux que les aiguilles en platine et elles sont aussi plus rigides. Elles doivent être longues pour bien pénétrer en plein muscle, 5 à 6 centimètres en moyenne. Il est inutile d'adapter un tube de caoutchouc entre l'embase de l'aiguille et l'ajutage de la seringue.

La région étant choisie, peu nerveuse et peu vasculaire (Fesse — point de Smirnoff — point de Galliot), on la lave à l'aide d'un savon au sublimé et d'une brosse à ongles, puis, avec 3 tampons d'ouate hydrophile imbibés le premier d'eau phéniquée, le second d'alcool à 90°, le troisième d'éther sulfurique. Ceci fait et la seringue stérilisée par l'ébullition, on flambe l'aiguille, on charge la seringue et on s'assure de la perméabilité de la canule, car il est nécessaire que l'aiguille soit sèche et perméable. En effet, si la lumière était obstruée par une goutte de liquide, l'ascension du sang dans son intérieur deviendrait impossible, dans le cas où l'on pénétrerait dans un vaisseau. Après avoir profondément et d'un seul coup enfoncé l'aiguille jusqu'à la garde, on attend quelques secondes pour voir s'il ne vient pas de sang. — Cette précaution est indispensable pour éviter une embolie graisseuse possible et les phénomènes terribles de l'embolie pulmonaire — que les adversaires des injections de sels insolubles ont souvent agités comme un spectre à l'appui de leur thèse — et qu'il est facile d'éviter en faisant la petite manœuvre que j'ai indiquée.

On adapte alors la seringue, après en avoir chassé la petite bulle d'air qu'on observe généralement à la surface de l'huile, et on pousse l'injection d'un mouvement lent et continu. On pince ensuite la peau sur l'aiguille et on retire celle-ci brusquement sans appuyer sur les tissus, afin de ne pas faire remonter l'huile de l'injection dans le trajet suivi par l'aiguille, puis on recouvre l'orifice de la piqûre avec un peu d'ouate hydrophile imbibée de collodion phéniqué.

Habituellement, une piqûre faite suivant ces principes est à peine perçue ; la douleur ne survient — quand elle se produit — que quelques minutes après.

Si elle est forte, avoir soin de recommander le repos au lit et appliquer *loco dolenti* des compresses d'eau boriquée fraîche.

Pour les injections de calomel, j'adopte toujours la pratique de mon maître le Dr Jullien et je fais l'injection — le malade étant couché et m'ayant promis au préalable de garder le lit 48 heures. De cette façon, on évite tout accident douloureux ou inflammatoire.

INJECTIONS D'HUILE GRISE. — C'est M. Lang, de Vienne, qui imagina d'éteindre le mercure dans la graisse ou l'huile, pour obtenir une sorte d'onguent mercuriel injectable. Pour stériliser cette huile, qu'il dénomma oleum cinereum, il ajoutait de l'acide phénique et faisait chauffer le mélange.

Sa formule a été remaniée par MM. Neisser et Balzer.

Aujourd'hui, voici les formules les plus usuelles :

Mercure purifié................. 20 grammes.
Lanoline...................... 5 —
Vaseline liquide.............. 35 —
Mercure purifié.............. 20 —
Teinture de Benjoin.......... 5 —
Huile de vaseline............. 40 —

Dans la première formule, un dixième de seringue de Pravaz équivaut à 5 centigrammes de mercure métallique. On injecte le dixième de seringue de 8 en 8 jours.

M. le D[r] Le Pileur, médecin de Saint-Lazare, n'emploie plus dans son service, depuis près de 4 ans, que les injections d'huile grise. C'est sous ses auspices que mon collègue et ami le Dr Thérault fit, en 1893, sa thèse sur l'huile grise dans le traitement de la syphilis.

Il emploie la formule de Vigier :

Vaseline blanche liquide........ 5 grammes.
Onguent napolitain............ 2 —
Mercure...................... 39 —

Triturer un quart d'heure et ajouter :

Vaseline blanche solide........ 14 grammes.
— liquide............... 40 —

Ce produit contenant exactement 40/100 de mercure.

M. Le Pileur injecte alternativement dans l'une et l'autre fesse, tous les 10 jours, *trois gouttes et demie d'huile grise*, soit sept centigrammes de mercure.

Il fait, au commencement de la syphilis, 4 à 6 injections suivant sa gravité, puis il fait quelques séries de 3 à 4 injections dans la suite de la maladie.

Voici les avantages qu'il reconnaît à ce mode de traitement:

La certitude que le médicament est absorbé, les femmes hospitalisées ayant une tendance à cracher leurs pilules au lieu de les ingurgiter ;

L'absence de troubles stomacaux et intestinaux;

La rareté de la salivation et de la stomatite ;

L'absence de réaction locale, l'abcès étant une exception ;

L'absence ou le peu d'intensité de la douleur.

Actuellement, l'usage de l'huile grise s'est généralisé, et voici quel est à son sujet l'opinion en cours.

De l'avis presque unanime, c'est une très bonne méthode dans les cas ordinaires de moyenne intensité. Par contre, dans les cas graves, où l'on veut avoir une action aussi rapide que possible, elle est tout à fait inférieure, comme énergie curative, au calomel.

Nous terminerons en décrivant les modèles de seringue inventés par M. Barthélemy et par M. Le Pileur pour les injections d'huile grise.

Tous ceux qui ont une véritable pratique de l'huile grise savent combien il est difficile de faire avec les instruments ordinaires des injections exactement dosées et de dose constante. La difficulté se complique encore quand on a, dans un service de syphilitiques, un nombre assez grand de ces injections à faire dans un temps restreint.

Avec les seringues ordinaires, les gouttes sont toujours inégales entre elles, et le poids des trois gouttes et demie, correspondant à sept centigrammes de mercure métallique, n'est pas constant. On peut s'en rendre facilement compte en lançant les gouttes sur une assiette, en les comparant et en les pesant trois par trois ; à plus forte raison ces inégalités existent-elles dans les masses intra-musculaires.

Pour toutes ces raisons, M. Barthélemy a fait construire une seringue spéciale, dont le corps de pompe est relativement très étroit et contient quatre doses de chacune 3 gouttes et demie. Chaque dose est séparée de la suivante par une fente relativement large et par un curseur, facile à manier. Le corps de pompe est si exactement calibré que la pesée la plus minutieuse démontre que chaque coup de piston introduit dans les muscles exactement et toujours les trois gouttes et demie de la dose classique (7 centigrammes de mercure, alors que cinq centigrammes de sublimé n'en contiennent que 17 milligrammes). Le petit appareil est en métal, à part le corps de pompe qui est en verre, le piston qui est en cuir et l'aiguille qui est en platine iridié. Le tout facile à démonter et aseptiser, car la partie métallique est soudée au verre. Après usage, il faut le passer à l'éther sulfurique à 32°. Cette seringue, véritable objet de précision, a été construite par Gudendag.

M. le Dr Le Pileur a fait construire, dans le même but, une seringue par Collin.

Il s'est inspiré pour cela de l'ancienne seringue de Pravaz, qui à chaque tour plein du piston devait donner la goutte de un centigramme. L'instrument se compose d'un corps de pompe en celluloïd. Ce corps de pompe est obtenu en forant sur le tour un cylindre de cette matière, de façon à lui donner un calibre rigoureusement exact et semblable dans toute son étendue. En France, on ne se donne pas la peine de travailler le verre, et, comme, au lieu de couler ces petits tubes dans des moules, on se borne à les étirer, il s'en suit que les corps de pompe en verre sont toujours irréguliers, non seulement dans leur étendue, mais surtout entre eux, de sorte qu'il n'y a jamais deux seringues semblables. De plus, en France, on ne fait pas de tubes de verre à vis. Le corps de pompe de la seringue de M. Le Pileur a six millimètres de diamètre intérieur. Il est terminé par deux montures en ébonite vissées sur lui, l'inférieur ou porte-canule sur laquelle vient s'adapter à frottement l'embout de l'aiguille, la supérieure dans laquelle joue librement la tige du piston porte un pas de vis sur lequel vient s'adapter un écrou métallique à vis. Dans cette dernière pièce se meut et par rotation seulement la tige du piston. Celle-ci est en fer nickelé, terminé supérieurement par une barrette, elle constitue une vis micrométrique dont le pas est de 15/10 d'écartement.

Le rapport entre le diamètre du corps de pompe et l'écartement du pas de vis permet de chasser exactement une goutte de un centigramme par chaque tour complet.

Le piston en cuir embouti est terminé par un ménisque en ébonite. Enfin, l'aiguille en platine iridié et montée également en ébonite, a une longueur de 5 centimètres, un calibre externe de 9/10 et un calibre interne de 6/10.

Pour charger la seringue, on dévisse l'écrou, ce qui permet de donner au piston le mouvement de va-et-vient; l'aspiration se fait rapidement, puis on visse l'écrou, on adapte l'aiguille et on chasse l'air en faisant faire au piston autant de tours qu'il est nécessaire.

L'instrument est alors prêt à fonctionner. L'aiguille une fois introduite dans les tissus, on remarque la position occupée par la barrette et chaque demi-tour lui faisant chasser une demi-goutte, on compte sept demi-tours pour injecter 3 gouttes et demie en ayant soin dans le dernier mouvement, de placer la barrette dans la même position qu'au départ.

Pour le nettoyage, il suffit de dévisser l'embout inférieur et de l'essuyer avec de l'ouate hydrophile. On agit de même pour la partie inférieure du piston et du corps de pompe. L'aiguille, qui a été flambée avant l'injection, est de nouveau chauffée au rouge, et quand elle est refroidie, on y passe un crin de Florence.

Comme le liquide employé est aseptique, tous autres soins tels que l'ébullition sont inutiles.

INJECTIONS DE CALOMEL. — Mon maître et ami, le Dr Jullien, s'est fait en France l'ardent défenseur de la méthode de Scarenzio; c'est grâce à son énergique plaidoyer et à ses remarquables travaux sur la question qu'il finit par donner droit de cité à cet admirable mode de traitement et par l'imposer à tout syphiligraphe consciencieux.

Nous ne pouvons mieux faire que de résumer ici brièvement une de ses façons à ce sujet.

L'excipient du calomel fut tour à tour l'eau gommée, la glycérine ou l'huile. La glycérine, considérée comme douloureuse, a été abandonnée par les Italiens, puis reprise par Blondel et Morel-Lavallée, qui l'associent à la cocaïne, sans grand avantage. On emploiera soit la vaseline liquide, soit l'huile d'olive ou l'huile d'amande douce.

Voici la formule de Jullien :

    Calomel lavé à l'éther............ 1 gramme.
    Vaseline liquide................ 10 —

Comme dose, il suffit de 5 centigr. pour agir efficacement sur des sujets pesant 50 kilogr. au moins; une dose double sera em-ployée pour les hommes pesant 80 kilogr. On graduera entre ces deux points extrêmes.

La piqûre sera faite suivant les règles ordinaires de l'antisepsie.

L'intervalle à laisser entre une injection et la suivante varier suivant les conditions cliniques particulières et pourra être de 8, 15 ou 20 jours.

On ne devra pas abandonner ce traitement avant d'avoir poussé à fond la guérison des symptômes reconnus. Le parachèvement de la cure est obtenu par l'emploi des injections d'huile grise, qui sont mieux supportées, mais moins actives.

On s'abstiendra de ce traitement si l'on a affaire à une gingivite préexistante ou à de l'albuminurie dosable, en face des diabétiques et des phlegmoneux, dans les cas bien nets d'insuffisance hépatique; chez les cachectiques et les vieillards épuisés.

On notera, avant tout, la *promptitude des effets du traitement*; on voit souvent une lésion se métamorphoser en 48 heures.

« Si le chirurgien, dit Jullien, n'a pas recours à cette admirable méthode, ce n'est pas qu'il la condamne, c'est qu'il l'ignore. »

En effet, quand s'agite le doute d'une tumeur maligne, le diagnostic thérapeutique de la syphilis est décidé en 8 jours par l'injection de calomel.

Tout le monde est aujourd'hui d'accord pour admettre l'*intensité d'action* du calomel tant dans les lésions cutanées et ulcéreuses que dans la syphilose viscérale.

Quel syphiligraphe n'a pas été frappé des cures quasi-merveilleuses qu'on obtient en employant la méthode de Scarenzio dans les glossites scléro-gommeuses?

En résumé, voici les indications catégoriques où Jullien donne le calomel comme une nécessité, car il n'est pas exclusiviste.

Le début de la syphilis, le chancre induré *doit* être soumis au traitement mercuriel intense et précoce; il faut frapper un grand coup avant que le mal se soit emparé de l'organisme, car, en matière de virus, retarder c'est atténuer.

« Quelquefois, dit Jullien, j'eus le bonheur de supprimer toute suite à l'accident primitif. A Saint-Lazare nous appelons cela le *Calomel abortif*, par une hyperbole familière qui laisse la porte ouverte à toutes les espérances.

Aux périodes ultérieures, l'injection de calomel s'indique contre *n'importe quelle lésion sortant de l'ordinaire* par sa durée ou sa résistance au traitement ordinaire, contre tout accident *invétéré*, dans tous les cas aussi où s'imposera la nécessité *de guérir vite*.

En terminant cet article, résumé aussi succinct que possible de la question des injections insolubles, on se demandera quelles sont actuellement les indications comparées des injections de calomel et des injections d'huile grise, et les indications générales de la méthode des préparations insolubles.

Voici, à ce sujet, l'opinion du D'' Thibierge :

Il condamne d'abord les injections solubles, parce qu'elles astreignent les malades à une opération quotidienne et monotone.

Diday invoquait déjà cet argument dans son article humoristique « Un point noir dans l'huile grise », en disant que les malades ne venaient pas régulièrement.

Dans ma pratique particulière, je n'ai jamais observé ce fait et je ne sache pas qu'un seul de mes clients ait abandonné son traitement, étant prévenu dès le début qu'il aurait à revenir une vingtaine de fois de suite.

« Les malades, dit Diday, ne viennent pas à jour fixe, le traitement de la vérole devant être discret. » A cela je répondrai que, venant pour se faire faire une injection ou pour emporter une ordonnance pilulaire, un malade qui sonne chez un syphiligraphe n'est pas plus compromis dans un cas que dans l'autre, le fait seul de venir chez le docteur X. impliquant que ce n'est pas des oreilles ou des yeux qu'il est atteint.

On ne discute plus sur la valeur des injections insolubles : c'est plutôt sur le choix de la préparation à injecter.

On ne doit pas, de parti pris, être un caloméliste ou un cinéréiste, car l'emploi exclusif d'une de ces méthodes serait abusif.

Donc, « lorsque, dit M. Thibierge, les lésions syphilitiques siè-
« gent en une région ou en un organe important, ou lorsqu'il y a
« nécessité de fournir à bref délai un diagnostic ferme et sans
« appel, en un mot toutes les fois qu'il faut agir *cito*, les injections
« de calomel sont indiquées ; en toute autre circonstance, les in-
« jections d'huile grise permettront d'obtenir la guérison *tuto et*
« *jucunde* ».

(*Jucunde* est peut-être un peu exagéré.)

« En tout cas, les indications des sels insolubles deviendront
« de plus en plus nombreuses, et leurs avantages si éclatants en
« font dès maintenant une des meilleures méthodes de mercuria-
« lisation, je devrais dire la meilleure, puisqu'elle possède au plus
« haut degré les trois qualités primordiales d'une méthode théra-
« peutique, la certitude, l'intensité et la rapidité d'action cura-
« tive. »

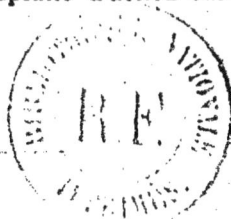

Clermont (Oise). — Imprimerie Daix frères, 3, place Saint-André.

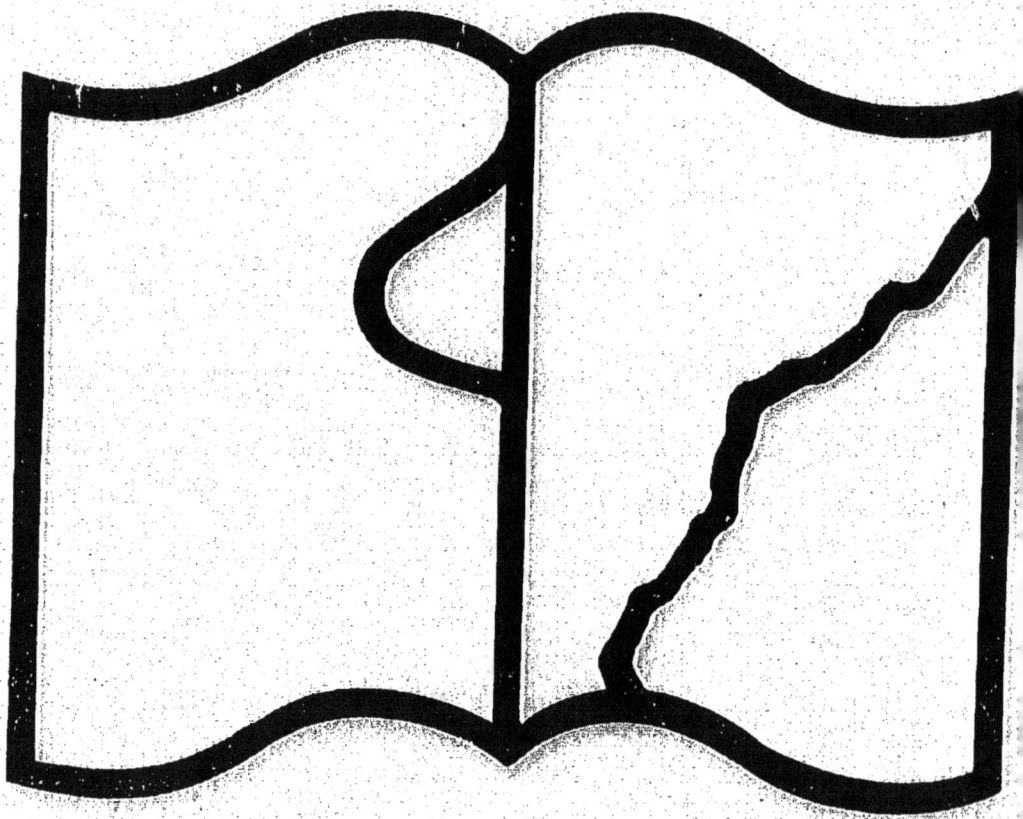

Texte détérioré — reliure défectueuse

NF Z 43-120-11

www.ingramcontent.com/pod-product-compliance
Lightning Source LLC
Chambersburg PA
CBHW050409210326
41520CB00020B/6517